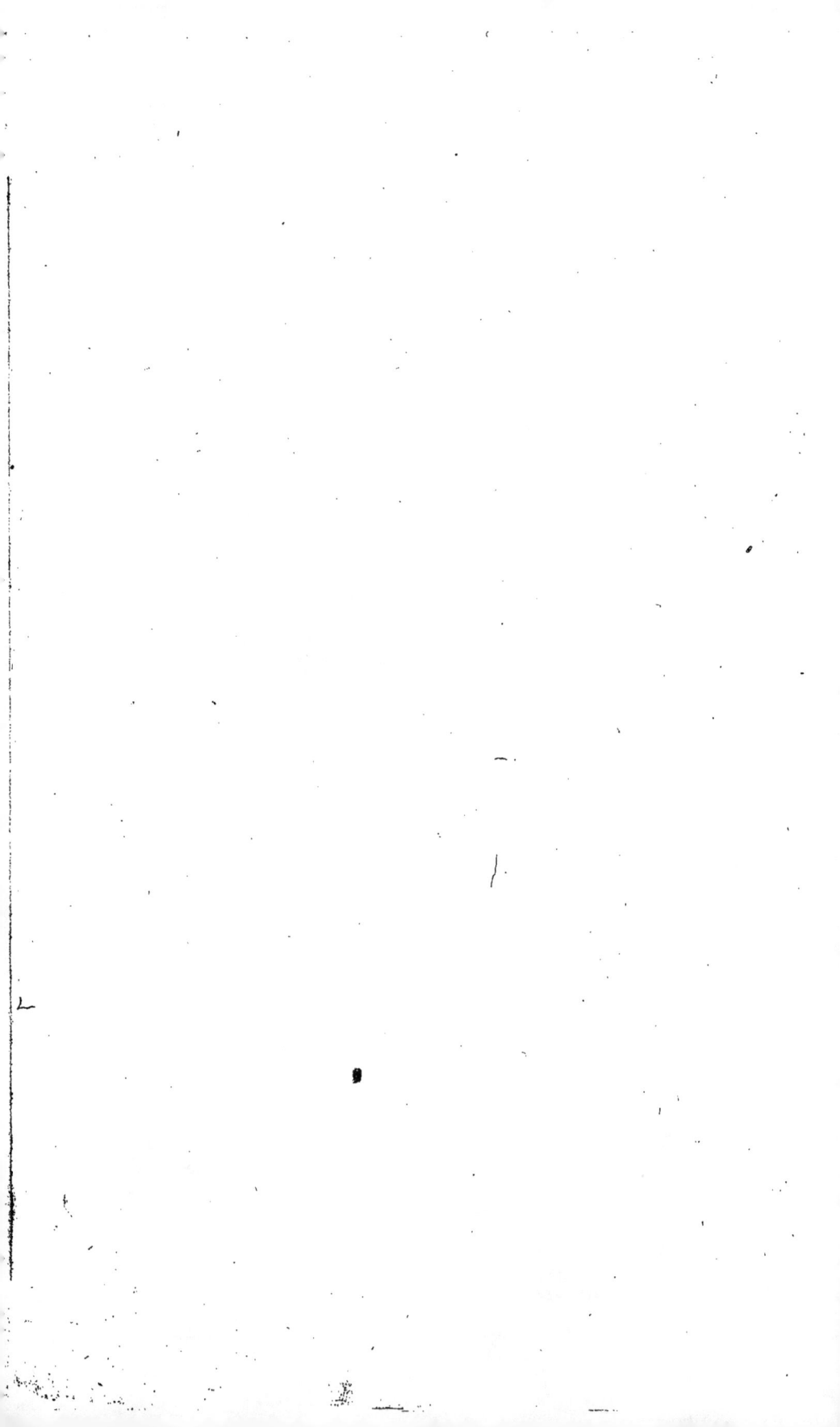

EAUX THERMALES

DE BAGNÈRES DE BIGORRE.

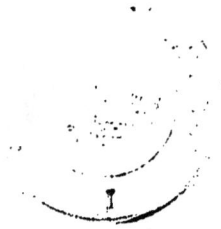

DE

BAGNÈRES DE BIGORRE

ET DE SES

EAUX THERMALES;

PAR LE DOCTEUR LÉON MARCHANT,

Membre de l'Académie Royale des sciences, belles-lettres et arts de Bordeaux, de la Société de Médecine de la même ville, Membre et Secrétaire du Conseil de salubrité de la Gironde, Médecin des épidémies, médecin-adjoint de l'Hôpital St-André, etc.

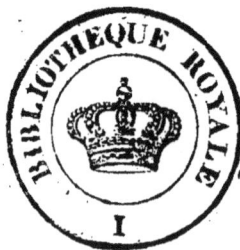

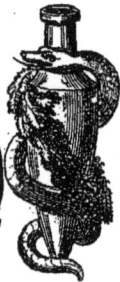

BORDEAUX.

Jules Teycheney, Imprimeur-Libraire,
fossés de l'Intendance, 56.
1839.

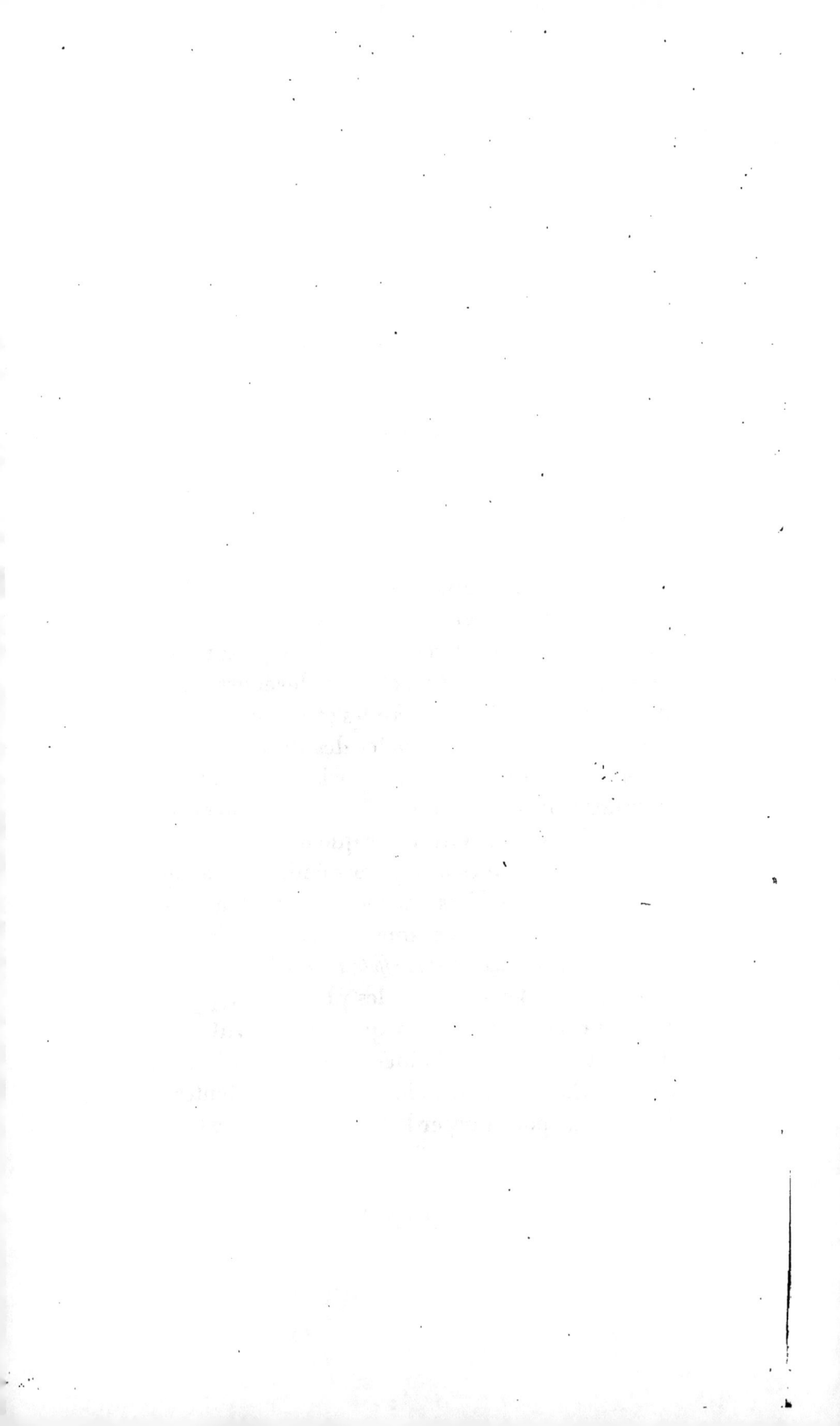

***

Depuis la publication de mes *recherches sur l'action thérapeutique des eaux minérales*, c'est-à-dire, depuis sept ans, les diverses questions qui se rattachent à cet important sujet sont devenues pour moi l'objet de constantes études et de voyages fréquents aux sources thermales des Pyrénées. Si, dans mes méditations, j'ai appris combien mon premier travail était imparfait, j'ai eu aussi la satisfaction de me convaincre que les principales vues thérapeutiques que j'avais émises n'étaient pas sans valeur. Les médecins-inspecteurs se sont préoccupés plus que jamais de l'*action excitante* des eaux et des *effets révulsifs* qui l'accompagnent. Les ouvrages les plus récents, publiés sur la matière (tels que ceux d'Alibert, des docteurs Fontan, Salneuve et Vastel), mentionnent honorablement les efforts que j'ai tentés, le premier, pour purger l'*étable d'Augias* de tous les matériaux accumulés sans ordre et sans vues autour de ces fontaines salutaires. — L'art de doser l'*excitation minérale* a fait des progrès réels. — On est mieux fixé sur les époques les plus favorables pour l'usage des eaux; — les malades sont entourés de précautions mieux entendues, plus en rapport avec le caractère du mal; parce que d'un côté on ne perd plus de vue le mouvement excitateur qu'elles impriment à tout l'organisme, et que de l'autre on sait fort bien que, selon certains états pathologiques, on n'a pas à craindre ce tumulte excentrique.

La théorie des *indications* et des *contre-indications*, la chose la plus importante ici, n'a nullement avancé. Il me paraît qu'on en est encore aux tâtonnements. C'est ce qui résulte du rapport fort détaillé, qui a été présenté tout dernièrement à l'Académie royale de médecine de Paris, par le docteur Patissier (séance du 5 Février 1839). — Je croyais pourtant m'être expliqué à cet égard. Sans doute que je n'ai pas été assez explicite. Cette théorie, d'après moi, git toute dans l'appréciation des causes. Les détails dans lesquels j'étais entré m'avaient paru suffisants pour l'établir. — Tant qu'on ne classera pas les maladies chroniques, réputées curables par les eaux thermales, selon leur origine étiologique, on hésitera à les administrer, à moins qu'on ne veuille s'en tenir encore comme par le passé à l'empirisme routinier. Pour lors, nos études sont achevées; nous n'avons plus rien à apprendre. — Dans la *feuille d'observation*, dont la forme a été arrêtée par la commission des eaux minérales, établie au sein de l'Académie royale de Médecine, et qui est adressées à tout médecin préposé à leur inspection; il y a plusieurs lacunes importantes qui nuisent à une bonne exposition des faits pratiques. Si elles ne sont pas comblées, les médecins-inspecteurs, en s'y conformant, ne fourniront que des renseignements incomplets, et la commission continuera à se plaindre de leur insuffisance. Il y a mieux; elle se croira dans son droit. — Ce n'est pas ici le lieu de démontrer en quoi cette feuille manque le but qu'elle se propose, à savoir : la détermination des propriétés thérapeutiques des eaux minérales par l'observation pratique. — Nous avons l'intention de présenter plus tard nos réflexions à ce sujet.

Quand cette solution sera obtenue, la réputation de certains établissements thermaux n'aura qu'à y gagner; c'est vivement à souhaiter pour Bagnères de Bigorre en particulier. Les médecins qui ont écrit sur ces sources ont constamment provoqué envain l'examen consciencieux et approfondi de leurs propriétés médicatrices. C'est aussi dans le dessein de soulever cette sorte d'enquête que je publie cette brochure. Dégagée qu'elle est de toute prétention scientifique, et consistant seulement dans un simple exposé de faits historiques, thermaux et pratiques où j'ai dû nécessairement négliger plus d'un détail, j'espère encore qu'elle arrivera à ses fins. — La longue étude que j'ai faite des eaux minérales, l'indépendance absolue où je suis de tout intérêt de localité thermale, me donnaient le droit d'écrire sur cette matière.

J'en ai usé avec empressement, dès qu'il m'a paru qu'on s'attachait depuis quelques temps à mettre en doute et sans raison l'utilité thérapeutique des thermes de Bagnères. J'ai suspendu pour cela un travail spécial sur l'action thérapeutique de la source hydro sulfureuse de Bonnes, et sur les circonstances qui en rendent les effets plus efficaces, nullement appréciées jusqu'à ce jour. — Heureux que dans cette occasion, les intérêts de mon cœur se soient trouvés d'accord avec les intérêts de la vérité! Car, si dans les Pyrénées mon esprit s'est fortifié et agrandi dans la recherche de ce qui est utile, de ce qui est vrai, mon âme s'y est exaltée aussi aux sentiments de bienveillance que j'y ai rencontré, et aux douceurs de la sainte amitié qui m'y a accueilli.

DE

BAGNÈRES DE BIGORRE

ET DE SES

EAUX THERMALES.

§ I.

Origine et Faits historiques.

Pline l'ancien, voulant exprimer combien était grande
de son temps, la foi qu'on avait dans l'usage des eaux
thermales, et combien aussi étaient fréquentées celles
qui jouissaient d'une juste célébrité, disait « qu'elles
augmentaient le nombre des dieux sous différentes dénominations, qu'elles fondaient des villes : *Augent nu-
merum Deorum aquæ variis nominibus*....... *urbes
aquæ condunt.* — Ces expressions, qui de prime-abord
paraissent exagérées, à cause de leur tour hardi, con-
tiennent un sens littéralement vrai, en les examinant de
près ; aussi, doivent-elles être acceptées dans toute leur

valeur comme formulant un fait inhérent à la loi conservatrice des existences, et inaltérable par conséquent par les fantaisies de l'esprit de système.

Tant que l'homme, en effet, ne sera pas indifférent à ses souffrances, il aura recours à des pratiques que l'expérience des siècles aura consacrées comme infiniment salutaires, et il en garantira la jouissance et la perpétuité par des moyens conformes à ses croyances ou à ses lumières. A cet égard, donc, l'expression de sa volonté et de ses sentiments sera selon les temps et les lieux, et variables comme eux, mais ayant toujours pour but la durée de ce qui doit servir si immédiatement à sa propre conservation. Aussi, sur ce point, aucune institution humaine ne le régit. Dominé par le fait de son existence et par la spontanéité de ses déterminations en apparence instinctives, il ne saurait attendre que la science vînt l'éclairer et le diriger. Les formules scientifiques, qui s'appliquent directement au maintien ou au rétablissement de la santé, sont, on le sait, lentes à venir, et n'en sont pas pour cela plus infaillibles ; tandis que les inspirations de l'instinct le guident plus sûrement et plus promptement. La nécessité de vivre est véritablement si forte en nous, que lorsqu'il survient des causes propres à contrarier le jeu normal de notre organisation, et à compromettre à la longue notre existence, la douleur nous illumine en quelque sorte, et nous précipite avec une sécurité toute providentielle vers ce qui peut atténuer ou faire cesser ces causes nuisibles. Ainsi (et pour ramener cette idée abstraite de la résistance physiologique au fait dont il s'agit), on peut établir qu'avant que la médecine et la chimie eussent examiné le genre d'utilité que l'on pouvait tirer de l'usage des eaux thermales, l'homme avait déjà su en faire un remède à ses maux.

Si les choses se passent ainsi, et pourquoi en serait-il autrement, il est tout simple d'admettre que les premières tentatives ont été faites dans des temps où le phénomène et le bienfait ne pouvaient s'expliquer que par l'intervention d'une puissance surnaturelle. L'admiration et la reconnaissance s'élevaient alors, il est aisé de le croire, jusqu'au culte ; et l'homme, selon les divers âges de la civilisation, et suivant que l'eau thermale était efficace pour retarder les rides d'une vieillesse anticipée, pour rendre des forces ruinées par un mal inconnu, pour donner de la fécondité aux femmes stériles, ou pour remédier spécialement à une maladie quelconque, l'homme plaçait auprès de chaque source un dieu qui avait le nom d'Apollon, d'Hercule ou de toute autre divinité subalterne, lorsque la fable inventait ses ingénieuses fictions. Après que cette forme allégorique fut usée, on eut recours à la magie, qui introduisit ses enchantements dans des eaux si précieuses ; ses fées et ses génies furent les nouveaux dieux. Enfin, et presque de nos jours, on a vu plus d'une fontaine minérale placée sous l'invocation d'un saint. Ainsi, les lieux thermaux ont été peuplés de tout temps de dieux, de génies et de saints, qui avaient leurs images, leurs petits temples et leurs autels votifs. Cette manifestation de l'esprit superstitieux et crédule des temps barbares ou peu éclairés, avait son utilité. C'était une manière de passer sous silence la nature et l'origine des phénomènes sur lesquels il n'y avait pas encore d'explications satisfaisantes à donner; c'était le moyen de raffermir en même temps la confiance accordée avec juste raison à des effets médicateurs que les inductions de la science, alors purement spéculative, auraient ébranlée ou détruite.

Mais toutes les eaux thermales n'attiraient pas et ne méritaient pas une égale confiance, et quel que fût le zèle des vrais croyants, l'expérience, agissant avec son infaillible lenteur, devait finir par établir qu'il en est de bonnes par dessus toutes. Naturellement, ce fut auprès de ces sources par excellence que s'éleva le premier toit protecteur, et que furent érigées les statues des dieux d'un ordre supérieur et des saints les plus puissants. Les cures miraculeuses ayant du retentissement, les effets de la douleur et la crainte de la mort augmentèrent le nombre des pélerins. De là, naquit la nécessité de construire pour les choses et les personnes des abris durables; telle fut l'origine des villes thermales. On conçoit que leur importance s'accrut en raison de l'efficacité de leurs eaux et du concours des malades. Les intérêts nouveaux et divers qui surgirent, créèrent un intérêt commun, qui devint, à son tour, et plus que tout, protecteur et conservateur. Les sources minérales furent ainsi entourées des conditions qui garantissent la durée des choses.— Toutefois, l'homme les laissa sous leur premier patronage, et n'en faisait pas moins tous ses efforts pour augmenter les ressources curatives que la science, que l'hygiène pouvaient lui suggérer. Dès lors les villes où se trouvaient des sources chaudes de quelque renom, furent transformées en lieux de salubrité, de délice et de luxe. Les édifices destinés à en faciliter l'emploi, furent traités avec faste et grandeur. Toutes les commodités favorables à la santé y furent ménagées avec intelligence ; et parmi les peuples, celui qui montra le plus de sollicitude et de confiance pour les eaux minérales, furent les Romains, parce qu'aucun ne comprenait aussi bien que lui le sentiment de sa conservation ; et comme il fallait que partout il vécut avec la même sécurité qu'à Rome, il emménagea et embellit les localités thermales les plus célèbres des pays soumis à sa domination. — Les débris qui nous restent en France, attestent avec quel empressement il les recherchait, et quels frais énormes il faisait pour les mettre hors des atteintes du temps et de l'homme. Vichi, Néris, le Mont-d'Or, Bagnères, Dax, Aix, etc., possèdent les preuves irrécusables d'une fondation qui remonte au règne des Césars. Dans les fouilles successives, qui ont été pratiquées pour des besoins modernes, on a mis a découvert, en effet, des portions d'aqueduc, des piscines défoncées, des tronçons de pilastres, des chapitaux de colonnes, des médailles, des bas-reliefs, etc.

Eh bien ! cette nécessité qui, du temps de Pline, commandait aux Romains de bâtir des villes, et qui présidait à la conservation de leurs thermes, en les plaçant sous le patronnage d'un être surnaturel, est la même qui, dans les temps modernes, a fait élever, agrandir et embellir Bath, Aqui, les trois Baden, les deux Bagnères, Carlsbad, Wisbaden, les trois Aix, localités thermales, dont la significative appellation indique l'origine, et d'autres encore non moins renommées qui n'existeraient pas ou cesseraient d'être, si les sources, auprès desquelles ces villes ont été fondées, n'eussent pas été découvertes, ou qu'elles vinssent à tarir.

Et remarquez ici, dans cette nomenclature même, que les eaux les plus utiles, c'est-à-dire les plus dignes de notre confiance, sont aussi les plus anciennement fréquentées. Or, comme le fait de leur valeur curative résulte moins des témoignages contemporains que des sacrifices continuels que l'on fait pour leur conservation, il est rationnel de penser que celles qui ont été entretenues à la continue et avec soin, après avoir été la cause unique de la fondation d'une ville, devront avoir la préférence sur toutes; car, parmi toutes, elles sont sensées les meilleures. Cela ne peut être autrement. Serait-il croyable, en effet, que les hommes se fussent constamment trompés pendant une longue suite de siècles? Non, c'est impossible. L'erreur peut bien prendre les apparences de la vérité; la fausse expérience peut bien aussi égarer le jugement et le jeter dans des applications fautives; mais l'expérience qui ne se dément jamais, mais la vérité qui naît de cette expérience séculaire, finissent par l'emporter, finissent nécessairement par être adoptées; et c'est à elles qu'il faut croire pour se garantir des interprétations hasardées, et pour être juste quand on a à se prononcer sur le mérite et la vertu des choses. La science des hommes est bonne, mais la science des faits est meilleure.

Parmi les villes thermales de France qui offrent le plus d'intérêt, et qui justifient le plus complètement la célébrité dont elles jouissent, et tout ce que nous venons de dire sur ce qui établit cette célébrité, aucune ne peut le disputer à Bagnères de Bigorre. C'est ce qui doit résulter des détails où nous allons entrer.

Cette ville, que tout le monde sait jolie, est bâtie à l'entrée de l'une des vallées les plus gracieuses des Pyrénées. Elle se recommande bien plus, et peut-être exclusivement, par ses nombreuses sources chaudes, que par les faits historiques qui la concernent. — A la voir assise à la proximité de la frontière, on pourrait croire qu'elle a été construite sous un point de vue politique ; mais rien ne prouve qu'elle ait joué un rôle important dans nos relations avec le pays voisin. Sa tour carrée, noircie par le temps, n'est pas un témoignage qu'on puisse invoquer dans cette supposition. Dominée presque de tous côtés par de hautes montagnes, cette ville n'a jamais pu prendre un caractère offensif. Si l'on y découvrait quelques vestiges de fortifications, on pourrait penser tout au plus qu'elle a dû songer à se défendre quelquefois. Quel est le coin de terre de la France féodale, qui n'ait été sujet à contestation ?

Sous un autre point de vue, Bagnères, placée comme dans une impasse du Royaume, n'a pu prétendre à devenir un entrepôt, une place du commerce ; ce n'est ni la faible population du pays, ni la richesse et la fécondité méconnues de son sol, ni les voies de transport et de communication qui pouvaient lui faire entrevoir cette destinée. Le temps n'était pas venu de méditer pour cette contrée, cette vie manufacturière qui commence à l'animer, et qui promet de s'étendre d'un bout à l'autre de la chaîne des Pyrénées. La nature dédommageait autrement ce coin de terre promise. L'existence de Bagnères est toute *thermale;* et ce sont ses eaux seules qui lui ont donné naissance. Cette existence, motivée par l'intérêt de l'instinct conservateur, ne reconnaît d'autre condition à son origine. Que l'on ouvre ses annales historiques, qu'enseignent-elles?

La découverte des eaux de Bagnères se perd dans la nuit des temps; mais l'on présume que la ville était bâtie près de sept siècles avant la fondation de Rome, et que par conséquent ses sources étaient déjà utilisées avec succès. Jusque-là, la vérité historique n'est pas fort évidente; mais elle le devient en descendant le cours des siècles. Les Romains ayant fait la conquête des Gaules, fréquentèrent Bagnères; et le premier monument qu'ils érigèrent aux prétendues nymphes qui en habitaient les thermes, est un autel votif, qui s'est conservé intact, et qui sert aujourd'hui d'ornement au fronton d'une maison. Plus tard, le peuple de cette ville, voulant se ménager la protection de César Auguste, bâtit un temple, qu'il dédia à Diane, la divinité favorite de l'empereur. — Le christianisme ayant prévalu dans les Gaules, ce temple fut consacré à Saint-Martin de Tours. L'inscription dédicatoire gravée sur le marbre, fut conservée jusqu'au XVIIe siècle. — Toutes les fois qu'il y a eu nécessité de faire de grands mouvements de terrain, il n'est pas rare qu'on n'ait trouvé sous la pioche des travailleurs quelques fragments de pierre tumulaire ou de pilastre. C'est ainsi qu'on a cru avoir découvert les vestiges d'un temple voué à un dieu des Celtes, nommé *Aghon*, dont la signification veut dire *bonne eau*. Hercule, auquel les Grecs avaient consacré les eaux chaudes, comme dieu de la force, ces eaux étant réputées propres à les réparer; Hercule, qui était aussi dans ce temps le père du peuple de ces contrées, avait ses dédicaces, ainsi que l'atteste l'inscription gravée sur une portion de pilastre, trouvée sur une montagne voisine, au milieu des ruines.

Ce qu'il y a de frappant dans toutes ces inscriptions, c'est la conformité du sentiment qui les dictait. Les lettres initiales qui terminent la dédicace dans chacune d'elles, sont toujours les mêmes, et ont pour objet d'exprimer la reconnaissance des malades qui, ayant fait usage des eaux thermales, avaient à s'en louer. Il n'y a donc pas moyen de se méprendre sur la valeur graphique de l'inscription.

Les thermes de Bagnères auraient perdu ces preuves irrécusables de leur antique célébrité, qu'il leur en resterait d'autres, et en assez grand nombre, dont l'authenticité ne peut être mise en doute. Parmi toutes, voici ce qu'il y a de plus marquant : Les fouilles pratiquées pour asseoir convenablement les fondements de l'édifice thermal, qui a été construit depuis quelques années avec tant de magnificence et de confort, ont mis à découvert, à la profondeur de deux ou trois mètres, plusieurs piscines en marbre d'un beau travail, garnies de leurs banquettes dans leur pourtour. Les matériaux qui ont été employés pour les fixer au sol, la solidité qu'on leur a donnée, suffiraient seuls pour dénoter une œuvre romaine ; mais la conviction devient entière à l'aspect, à l'examen des médailles frappées à l'effigie d'Auguste, de Trajan et de Marc-Aurèle, qui ont été trouvées dans les décombres et dans les deblais du terrain.

Il serait inutile de rechercher ici quelles furent les causes qui firent disparaître momentanément ces précieux établissements. L'empire des Césars entraîna dans sa chute toutes les institutions utiles, et les eaux de Bagnères durent avoir leur part dans cette vaste ruine de la civilisation Romaine. Quel fut leur sort pendant cette époque de barbarie où la chaîne des temps fut rompue? Il serait difficile de le dire. Mais il est croyable que des eaux qui étaient fréquentées dans le XII° siècle par des comtes de Bigorre, et dans le XIVᵉ par des rois de Castille, se recommandaient probablement par des souvenirs qui rappelaient des cures en quelque sorte et d'autant plus merveilleuses, que les temps s'éloignaient davantage. La tradition conservait l'expérience. Il faut croire que ces thermes étaient même alors dans un état de conservation tel, que les gens considérables de l'époque ne s'y rendaient que parce qu'ils y trouvaient encore assez de commodités. On doit naturellement inférer de là qu'ils n'avaient jamais cessé d'être en réputation, et que dès lors ils avaient été plus ou moins bien entretenus. Les archives de la ville ont gardé annuellement, depuis 1171 jusqu'à ce jour, tous les faits qui les concernent; du reste ces faits sont purement chronologiques, c'est dire qu'ils n'offrent aucun détail scientifique. —Mais à partir du temps où régnait Henri IV, qui visita Bagnères en 1583, et qui, en cette occasion, soumit tous les établissements thermaux de France au régime d'ordonnances spéciales, d'où résulta une administration régulière, et à-peu-près telle qu'elle existe aujourd'hui ; à dater de cette époque, les eaux de Bagnères furent l'objet d'une attention, d'une surveillance parti-

culières. On comprit qu'elles étaient un des éléments de
la prospérité future de la contrée. L'intérêt commun et
privé se prirent d'émulation pour proclamer et agrandir tout ce qu'il y avait d'efficace en elles pour la guérison des infirmités humaines. Alors elles furent étu-
diées avec soin ; plus tard elles ont donné lieu à des collections considérables de faits et de détails pratiques.
Le premier ouvrage spécial qui ait été publié sur leur
usage, le fut en 1650. Depuis cette première publication,
il s'en est fait un grand nombre, et la dernière et la plus
importante aussi, est celle qui parut en 1827 ; elle est
du docteur Ganderax, actuellement médecin-inspecteur
de l'établissement thermal. Ces divers écrits, quel qu'en
soit du reste le mérite et la portée, seront désormais
pour l'avenir des témoignages bien plus explicites des
propriétés médicales des eaux de Bagnères, que les inscriptions monumentales dont nous parlions tout-à-
l'heure ; car, ils transmettront à la postérité, avec l'expérience quotidienne, justifiée par les commentaires
et les inductions de la science, l'expérience empirique
des temps anciens, qui, si elle n'est pas appelée à con-
courir directement à fixer les principes théoriques, res-
tera du moins comme le produit évident des premières
inspirations de l'instinct conservateur qui ne manque
jamais à l'homme dans ses moments de péril.

Voilà l'histoire ; et les faits qu'elle enseigne se rédui-
sent à ces mots : Il n'existe peut-être nulle part de sources thermales qui aient une antiquité plus reculée que
celles de Bagnères de Bigorre ; il n'en est pas dont la
tradition soit aussi peu interrompue et offre moins de

lacunes, et pour lesquelles on ait fait plus d'efforts et
de sacrifices afin d'en transmettre l'usage et les bienfaits
à la postérité; il n'en est pas *qui aient sous différentes
dénominations un plus grand nombre de dieux,* et
qui *aient bâti une ville plus étendue;* et cependant on
dit que la faveur publique les abandonne ; qu'elles ces-
sent de jouir d'une célébrité usurpée; qu'en un mot
l'expérience a menti à leur égard dans tous les siècles
passés... D'où vient ce bruit et les échos qui le redisent ?
Est-ce la science, est-ce la mode ou bien un esprit de
rivalité qui frappe de discrédit une réputation si ancienne et si vivace encore? Où sont les motifs de cette
clameur confuse et dénigrante ? Les eaux de Bagnères
auraient-elles perdu en volume, en variété, en température, en minéralisation? Et les hommes de la science
n'auraient-ils rien fait pour en expliquer les effets et
pour en rendre l'emploi plus rationnel, tandis que partout ailleurs ils auraient levé jusqu'à la dernière diffi-
culté? Auraient-ils, par un contre-sens inoui, désavoué
tout ce qui a été acquis par l'observation et l'expérience,
et conseillé en même temps l'érection d'un palais thermal où une architecture grandiose a prodigué le marbre
depuis la base jusqu'au faîte, et où l'hydraulique a prévu
toutes les exigences de l'art médical?.... Non, non; il
n'est pas possible que toute espérance soit trompée et que
toute douleur soit irrémédiable dans un lieu où la nature s'est montrée si compatissante, et l'homme si sou-
cieux de la souffrance.

§ II.

Ressources en Hydrologie médicale.

Ce n'est donc pas sans raison que Bagnères de Bigorre a été considérée, de tout temps, comme la métropole des eaux thermales des Pyrénées. Ce titre lui est dû par l'abondance de ses sources, par la température diverse qu'elles ont ; il lui est dû aussi par sa position centrale à l'égard des autres établissements.

Sa renommée, ainsi que nous venons de l'exposer, a été faite et s'est perpétuée par la voix du peuple. L'observation pratique relève bien plus, en effet, du bon sens que de la science ; de la science qui nous a appris, plus d'une fois, à nous méfier de ses promesses et de ses protestations. Lorsque la théorie sera faite en tout, il en sera différemment ; il y a lieu de le croire. En attendant, le doute est permis dans plus d'une question en médecine, en thérapeutique surtout.

Mais les progrès immenses et réels qui se sont faits de nos jours, autorisent à penser que l'art médical est sur la voie qui mène aux inductions rigoureuses des sciences exactes. — Jusque-là, passons aux médecins leurs préventions contre des faits qu'ils ne connaissent pas, et qu'ils ne sauraient dès-lors apprécier sans erreur ; et dans l'attente qu'ils puissent, non pas seulement visiter les établissements thermaux Pyrénéens, mais assister en quelque sorte à la clinique des maladies chroniques qui se fait à leurs sources, soumettons à leur attention un tableau, où seront exposés sommairement les effets médicateurs qui les concernent. Et dans cet aperçu d'une

appréciation différentielle entre les actions thérapeutiques, il leur sera peut-être possible de comprendre les
avantages réels que Bagnères a, je ne dis pas sur les localités voisines qui vivent en rivalité thermale avec elle,
mais qu'elle seule possède.

On peut ici se dispenser de tracer le tableau des lieux
et des sites : assez d'autres, avant nous, se sont chargés
de ce soin, et s'en sont acquittés de manière à satisfaire
les plus difficiles dans le genre descriptif. Aussi bien
avons-nous à cœur d'éviter un défaut ; celui de donner
le change sur la valeur des choses. Empressons-nous de
dire que si la louange n'a pas été exagérée, quant à la
beauté du pays et à la bonté du climat, elle a été poussée
trop loin quant aux conséquences hygiéniques et curatives qu'on s'est hâté, et qu'on ne cesse pas d'en tirer.

Il n'y a donc pas à nier les avantages de Bagnères à cet
égard ; mais il serait injuste de dire que ce site et ce ciel
ont des influences uniques et spéciales qui excluent
toutes autres. Les deux pages poétiques de Ramond,
Ramond qui a commencé ce concert d'éloge, n'ont pas
peu contribué à pousser l'apologie dans cette direction ;
il n'est pas douteux, pour nous, que la riche description
qu'il fait de la vallée de Campan, et qui a été reproduite
dans tous les livres écrits sur Bagnères et ses environs,
n'ait fini, toute belle et toute vraie qu'elle soit, par dé-
tourner l'attention des phénomènes plus importants, de
ceux relatifs aux eaux thermales, à leur origine, à leurs
effets curatifs. A force de répéter qu'un tel pays est une
terre de promission et de délices, on en est arrivé à faire
croire que l'air seul et les promenades suffisaient à la
cure de la plupart des maladies ; et que les distractions

nombreuses et variées qui s'offrent continuellement aux
yeux des gens valétudinaires, étaient presque tout dans
le bien-être qu'ils éprouvaient à la longue. Les détrac-
teurs de cette ville thermale ne manquaient pas alors, les
uns par esprit de rivalité, et les autres par ignorance,
de déprimer les effets thérapeutiques de ses eaux, et en
exaltant son séjour, ils se donnaient un air d'impartialité,
d'autant plus suspect qu'il semblait sincère. — Il est
juste, et c'est un devoir pour nous qui sommes indépen-
dants de tout intérêt de localité, d'éclairer, si nous pou-
vons, ceux qui se sont égarés de bonne foi, et de donner
un démenti à ceux qui déguisent sciemment la vérité.
Une simple allégation ne suffirait point dans cette cir-
constance; si ce qui nous reste à dire provoque l'esprit
d'examen, nous aurons assez fait pour détruire d'in-
justes et de fatales préventions. Puissent les médecins
prendre au sérieux ce petit écrit! Ce sont des faits que
j'expose; ils ne sont pas nouveaux, mais ils sont ou sem-
blent oubliés. — Il importe bien plus à la vérité, qu'à
Bagnères, qu'ils soient remis en évidence et en renom.

Si l'on a dit de Salerne qu'il semble qu'il y ait eu, pendant quelque temps, comme *une facture de miracles*,
on peut dire de Bagnères presque la même chose. Le
répéter littéralement ce serait manquer de goût, et le
croire absolument ce serait un peu simple. Mais avancer
que toutes sortes de maladies chroniques peuvent y être
amendées lorsqu'elles n'y guérissent pas, et que pas
une ne peut empirer par l'emploi même hasardé de ses
eaux, c'est dire combien sont nombreuses ses sources
chaudes; combien, par conséquent, elles varient dans

leur température, et dans les principes fixes et gazeux
qui les minéralisent; c'est dire, en d'autres termes,
que cette localité thermale réunit toutes les espèces
d'eaux minérales qui se trouvent dans les Pyrénées, et
qui, chacune ayant une propriété particulière, rendent
possible en même temps des combinaisons propres à
répondre à un plus grand nombre d'indications thérapeutiques.

Ce qui, avant tout, frappe d'étonnement dans cette
cité thermale, c'est le nombre considérable de sources
qui sourdent du sol à différentes hauteurs. Elles sont
d'une abondance extraordinaire. L'eau chaude court à
pleins ruisseaux dans les rues. Vingt à trente griffons
sont utilisés, soit dans l'intérieur, soit à l'extérieur de
la ville. Cette abondance des eaux était cause de beaucoup d'insouciance et d'incurie : les sources les plus précieuses en souffraient. C'est pour remédier à ce mal qu'a
été construit ce vaste et somptueux établissement, où
l'on a réuni, sans les confondre, les eaux de la *Reine*,
du *Dauphin*, de la *Fontaine Nouvelle*, de *Roc-de-
Lannes*, de *Saint-Roch*, des *Yeux*, et cette intéres-
sante source du *Foulon*, que Bordeu désigne avec tant
d'éloges. — Là ne sont pas encore les seules richesses
thermales de Bagnères ; et pour ne nommer que les plus
importantes, parmi celles qui me resteraient à citer, on
doit indiquer les sources de *Salut*, de *Lasserre*, de la
Gutière, de la *Fontaine ferrugineuse*, et la rivale des
Eaux-Bonnes, celle de *Labasserre*.

Les propriétés physiques des eaux de Bagnères va-

rient avec leur thermalité et avec les principes de leur
minéralisation. Elles sont toutes limpides et transpa-
rentes ; seulement , celles du *Dauphin* et de la *Reine*
se couvrent, après quelques temps de repos, d'une pelli-
cule gélatineuse, qui prend une teinte verdâtre à la su-
perficie *. Celles de *Labasserre* , comme toutes les
hydro-sulfureuses , laissent déposer la pseudo-mem-
brane connue indifféremment sous le nom de *glairine*
ou de *Barégine* **. Quant à la saveur et à l'odeur
qu'elles donnent, elles sont selon le principe minérali-
sateur qui y domine. On conçoit la saveur propre aux
eaux qui sont minéralisées par un principe sulfureux ou
ferrugineux, ou par un sel neutre. Toutes ont de la
saveur : les eaux hydro-sulfureuses seules affectent l'o-
dorat d'une manière particulière ; elles répandent une
odeur d'œuf couvé.

* Cette substance, à laquelle on a voulu aussi faire jouer, à
tort ou à raison, un rôle thérapeutique, ne serait pas, comme on
l'a pensé jusqu'à ce jour, une production accidentelle qui aurait
lieu à la surface de l'eau, mais bien une véritable conferve, qui
naît et qui vit dans les eaux salines thermales; et ce milieu serait la condition essentielle de son existence. M. Fontan, après
Vaucher, a étudié avec soin cette substance.

** Des observations récentes, faites par le docteur Fontan, lui
ont appris qu'il faut distinguer deux substances dans cette matière: la *glairine* proprement dite, corps amorphe et connu de
tous ceux qui ont étudié les eaux hydro-sulfureuses, et la *sulfu-
raire*, corps organique, blanc et filamenteux, qui jusqu'à présent
était confondu avec la glairine, avec laquelle elle ne faisait qu'une
seule et même substance.— Cette distinction, si elle est confirmée
par de nouvelles études, sera-t-elle un bien pour la thérapeutique
des eaux minérales en question? C'est douteux : dans tous les cas
ce fait en lui-même n'en sera pas moins curieux.

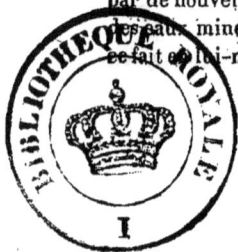

2

Leur minéralisation est plus ou moins chargée. Les plus fortes sont celles de la *Reine,* de *Labasserre,* de *Lasserre,* et la *Fontaine ferrugineuse.*

A l'égard de la température, les eaux de Bagnères peuvent être divisées en chaudes et en froides.

Parmi les froides, il n'y a d'utilisées que celles de *Labasserre* et de la *Fontaine ferrugineuse.* — Toutes les autres sont thermales, et dans une échelle de 20 à 50 degrés centigrades. Des observations thermométriques prouvent que leur température n'a pas éprouvé, dans les soixante-quinze ans qui viennent de s'écouler, un changement sensible, du moins durable. — Quant à la cause de cette thermalité, il est généralement admis aujourd'hui qu'elle provient de la chaleur centrale de la terre, et que le plus communément elle a lieu par l'intermédiaire des foyers volcaniques ; or, comme les Pyrénées sont des montagnes dont l'origine volcanique ne semble faire aucun doute, il en résulte que toutes les eaux, les salines comme les hydro-sulfureuses, sont thermalisées par un calorique identique. D'où il suit que si elles varient dans le nombre et la nature des agrégats chimiques, qui fondent en réalité leurs spécialités thérapeutiques, elles ont un élément puissant de curation qui leur est commun, c'est le calorique. Cet élément calorifiant jouit, dans ce cas, d'une propriété générale, qui trouve son emploi et son utilité indépendamment du caractère de la minéralisation. — Par exemple, toute maladie curable par l'excitation sudorale, par l'excitation de la peau, à l'aide d'une température très-élevée, pourra effectivement être guérie au Mont-d'Or, à Barèges, à Vichi comme à Bagnères, et cela parce

que l'effet médicateur s'opère par la chaleur thermale
qui est identique dans ces diverses localités. A l'égard
donc de la température, les eaux de Bagnères n'ont rien
à envier aux autres thermes ; et cette progression croîs-
sante et diverse qui s'observe dans toutes les sources qui
sourdent au pied de la même montagne, constitue un
avantage qu'on ne peut rencontrer que dans les localités
où elles sont aussi nombreuses que dans ce coin de terre.

Avant de passer outre, il est une remarque générale
qui importe à toutes les sources thermales de Pyrénées,
et qui trouve naturellement ici sa place, puisqu'il s'agit
de l'influence de la chaleur des eaux sur la conservation
de leurs éléments chimiques. Cette remarque ressort
d'une observation de M. Girardin, professeur de chimie
à Rouen. Il prétend que les eaux de Vichi, de Mont-
d'Or, et de Saint-Nectaire, n'ont plus la même richesse
en substances minérales qu'autrefois, et que cet appau-
vrissement successif, qui est signalé dans la plupart des
eaux thermales, tient à l'affaiblissement du calorique
éprouvé dans les sources chaudes de l'Auvergne. Cette
perte graduelle de l'action calorifiante s'explique assez
par l'extinction des foyers volcaniques des montagnes de
cette contrée. — Dans les Pyrénées, au contraire, où
tout tend à prouver que les eaux thermales sont chauf-
fées par des foyers en pleine activité, mais heureuse-
ment sans turbulence, sans manifestation extérieure et
permanente, l'abaissement de température n'est pas ou
est peu à craindre ; partant on doit être rassuré sur la
conservation de leurs éléments minéralisateurs ; et en
dernière analyse, sur la durée des effets thérapeutiques
qui leur sont propres.

Quant aux caractères chimiques qui différencient
entre elles les eaux de Bagnères, et qui les séparent
ou les rapprochent de celles des établissements voisins,
nous nous abstiendrons d'en parler, parce qu'ils ne peuvent donner l'explication de leurs propriétés médicales
respectives. A cet égard cependant, elles ont été l'objet
des recherches les plus suivies et les plus patientes ; et si
l'on ne considère que le résultat, on voit qu'il y a eu bien
du temps perdu. On le sait, les chimistes avouent que la
question analytique des eaux minérales est hérissée de
difficultés insurmontables ; leur langage est semé de con-
tradictions manifestes. Bien que chaque espèce ait été
soumise au creuset de l'analyse la plus déliée et la plus
intelligente, on n'a pu encore obtenir le dernier mot sur
la nature intime de leur composition. Ce qui le prouve
de reste, c'est l'infériorité des eaux minérales que produit l'art ; infériorité reconnue par ceux-là même qui les
composent, et constatée tous les jours par l'expérience
de la pratique médicale. — Comment, en effet, concevoir
la possibilité d'imiter avec rigueur ce qu'on ne connaît
qu'imparfaitement ? Dans l'état actuel de nos connais-
sances chimiques, il faut encore se résoudre à croire
que les procédés de la nature valent mieux que ceux
de nos laboratoires, et gardons-nous surtout de mettre
sur la même ligne l'efficacité des eaux naturelles et celle
des eaux factices, que Bordeu continuerait à appeler
Nymphes Bâtardes. Il n'y a pas lieu d'examiner ici si
la chimie industrielle n'a pas à cet égard contribué à af-
faiblir la réputation des établissements thermaux en général, et de Bagnères en particulier. La complète lim-
pidité des eaux naturelles, leur douce et pénétrante cha-

leur, leur odeur peu et lentement expansive, et leur saveur sans saisissement désagréable et blessant au goût,
sont une suite des torts qui leur sont reprochés par ces
industriels qui manufacturent des eaux minérales où
tous les sens sont péniblement affectés. — Leur opinion
est sans importance scientifique, sans doute, mais non
pas sans résultat. Il fallait la signaler.

Toutefois, il ne faut pas désespérer que la chimie ne
puisse un jour servir plus utilement les intérêts de la
thérapeutique; la voie nouvelle où elle est entrée doit
rassurer sur ce qu'on est en droit d'attendre d'elle. Seule,
elle peut nous initier aux conditions matérielles, pondé-
rables et sensibles des agents de la thérapeutique; or,
comme l'emploi des eaux thermales n'est pas d'un usage
qui soit possible pour tout le monde, et qu'il est des
malades qui ne sont pas assez riches pour se rendre sur
les lieux, c'est en définitive à la chimie à nous donner
l'équivalent, et à faire que tous puissent jouir des bienfaits des eaux minérales à peu de frais, et sans se dé-
placer. Ce résultat, elle ne l'obtiendra qu'après qu'elle
aura perfectionné et complété ses procédés analytiques.
— Alors seulement l'identité thérapeutique, que l'on
suppose exister entre des agents d'une flagrante analogie,
sera trouvée; ce sera aux combinaisons pharmaceutiques à nous donner les moyens de la développer.

En attendant, il est prudent de ne se fier qu'aux ré-
sultats de l'expérience pure; et prenons-la, s'il est possible, sans antécédents scientifiques. Dans la détermination des propriétés médicinales des *trente thermes*
qui existent à Bagnères, l'instinct, l'expérience de tous,
est un guide, sinon infaillible, du moins plus sûr que

celui que pourrait fournir la science. — Il serait intéressant, sans doute, de donner ici à chaque source la
vertu qui lui est propre et que les temps empiriques lui
ont assignée. Mais ce travail serait long ; et puis d'ailleurs toutes n'ont pas une réputation également faite. On
ne peut donc mentionner dans la suite de cette simple
esquisse, que celles qui sont recherchées avec le plus
d'empressement et de fruit, et cela suffira pour le moment. Plus tard on complètera un parallèle qu'on ne
fait qu'indiquer aujourd'hui. Il est temps que les médecins de Paris et de province portent sérieusement leur
attention sur ces faits de la thérapeutique, sur les vertus propres à chaque espèce d'eaux minérales. Entraînés
qu'ils sont dans de fausses idées qui le plus souvent
prennent leur origine dans un esprit de rivalité (et
c'est ce dont ils ne se doutent pas), il faut que l'esprit
d'examen les affranchisse des préventions mal fondées
qu'ils ont conçues en faveur ou au détriment de la plupart des localités thermales. Lorsqu'ils se prendront à
douter, ils soupçonneront alors combien est longue et
difficile l'étude des indications thérapeutiques appli-
quées à l'usage du liquide minéro-thermal. Pour eux ce
ne sera plus cette sorte d'entraînement, la mode peut-
être, qui leur fait aujourd'hui donner la préférence aux
eaux hydro-sulfureuses sur les acido-gazeuses, pour
les remplacer demain par les salines. — Les eaux éner-
giques, les eaux réputées *fortes* ont, par le temps qui
court, la vogue au même titre que les remèdes pris dans
la classe des poisons. — Ce n'est pas ainsi qu'on assure
les progrès de la pratique médicale, qu'on enrichit et
qu'on honore la science.

Parmi les sources qui sont recueillies dans le grand
établissement thermal, il en est trois qui méritent une
mention spéciale, et qui contribuent pour une grande
part à la réputation de Bagnères. Ces sources sont celles
de la *Reine,* du *Foulon,* et de la *Fontaine-Nouvelle.*

La source de la *Reine* est peut-être la plus abondante
de toutes celles de la contrée. Elle doit son nom à Jeanne
de Navarre, à raison de la guérison que cette reine
trouva dans l'usage qu'elle fit de ses eaux. Utile dans
plusieurs maladies chroniques indéterminées, mais qui
ont une certaine atonie, elle est plus particulièrement
adaptée aux rhumatismes partiels. Sa haute température (de 45 à 50° centig.) lui donne une puissance
révulsive certaine très-précieuse.— Saline, et associée
à l'eau plus saline de *Lasserre,* dont il sera question
plus bas, elle augmente la vertu éminemment purgative de celle-ci.

La source du *Foulon* est remarquable sur toutes.
Les bains du *Foulon* sont tellement suivis, qu'il n'y a
d'heures libres que celles du milieu de la nuit. Dès
trois heures du matin jusqu'à dix heures du soir, il n'y
a de bains possibles que pour les malades qui se sont
fait inscrire. La spécialité thérapeutique de cette eau se
rapporte principalement aux affections cutanées, à la
maladie scrophuleuse, ainsi qu'aux altérations syphi-
litiques profondes. Si l'on ne craignait pas que l'éloge ne
fût pris pour une hyperbole, et que la vérité ne passât
pour un mensonge, on dirait que beaucoup de dartres
et de scrophules qui avaient résisté à l'action des eaux.

de Luchon et de Barèges, ont fini par céder et disparaître à la suite de l'usage des bains du *Foulon*. Sa
vertu médicatrice est lente, mais elle n'en est que plus
sûre. C'est un fait fort important à noter, et sur le-
quel il n'est pas permis de passer légèrement : lorsque
ces affections coïncident avec un tempérament nerveux,
dont la susceptibilité n'est pas tempérée par l'active intervention du système lymphatique, et que les malades
sont atteints en même temps de névroses viscérales,
dans cette complication la source du *Foulon* est précieuse, et doit être préférée aux eaux hydro-sulfureuses
fortement thermales. Nous aurons un exemple à citer
entre plusieurs. On concevra aisément que, lorsqu'il
existe de pareilles complications, la guérison de ces
sub-inflammations dartreuses ou scrophuleuses puisse
manquer à Barèges comme à Luchon, localités, du
reste, si justement renommées contre ces sortes de maladies.

La *Fontaine-Nouvelle* est une source qui est peu
connue hors des murs de Bagnères ; et c'est une révéla-
tion utile à faire au monde médical, que de lui apprendre ce qu'on peut attendre des effets de cette eau.— La
douche de Barèges est connue de l'univers entier. On
vient de tous les coins de la terre pour se soumettre à
son action, lorsqu'on a à se débarrasser d'une plaie pro-
venant d'une ancienne blessure, qui recèle soit un corps
étranger, ou une portion d'os nécrosé. Et l'on a raison.
Si la douche de Barèges était administrée avec plus
d'art, de soin et de mesure, elle verrait grandir sa réputation, s'il était possible. — La douche de la *Fon-*

taine-Nouvelle n'a pas encore une réputation assez ancienne pour se mettre en parallèle avec celle de Barèges ; mais on ne saurait trop la recommander dans les
cas de fistule, de nécrose, de tumeur blanche, d'ulcè-
res atoniques. Bordeu aurait dit qu'elle était *cicatri-
sante* et *exfoliante* par excellence. — Plus tard elle
balancera la renommée de celle de la vallée du Bastan.
Il se trouvera des cas où elle devra être préférée.

Il est un établissement situé *extra-muros,* qui est
beaucoup plus connu que la source dont nous venons
de parler ; c'est l'établissement de *Salut**. Ses eaux sont
d'une grande abondance et d'une température fort agréa-
ble. Cette source a beaucoup contribué à la gloire thermale de Bagnères. A l'exception de Saint-Sauveur, il n'y
a pas dans les Pyrénées de liquide minéral qui puisse
balancer sa réputation. En bains, l'eau de *Salut* est
presque souveraine dans les névroses en général ; ainsi
l'hystérie, l'hypocondrie, des états fluxionnaires qui
sont dans la dépendance d'une grande irritabilité ner-
veuse, et qui compromettent la régularité de certaines

---

* Cet établissement appartient au général d'Uzer. Nous devons le féliciter d'avoir une pareille source, et nous devons surtout l'encourager dans ses projets de restauration et d'améliora-
tion. Si l'on voit se réaliser prochainement ce qu'il médite à cet
égard, il servira certainement ses intérêts, mais il servira bien
plus sûrement ceux des malades ; et ses concitoyens le loueront
des sacrifices momentanés qu'il devra s'imposer pour conserver
une source qui est l'une des richesses de Bagnères. Son exemple,
ce n'est pas douteux, sera imité par ceux qui, comme lui, possèdent des eaux thermales : la prospérité d'une contrée est dans
les communs efforts. Honneur à celui qui marche en tête !

évacuations naturelles, l'aménorrhée, la chlorose, etc., réclament l'usage de ces bains. — En boisson, on a vu cette eau faire cesser la gastralgie, des vomissements nerveux, des gastro-entérites chroniques. On compte des cures obtenues dans le catarrhe vésical, compliqué de gravelle. — L'emploi bien entendu de cette source, en s'aidant de l'action de l'eau *ferrugineuse* et de celle de *Lasserre*, produit des guérisons aussi remarquables et aussi nombreuses que celles qu'on obtient avec les eaux acido-gazeuses de Vichi et de Seltz.

Nulle part dans les Pyrénées on ne trouve une source comparable à celle de *Lasserre*. Assez fortement char-gée de sulfate de magnésie, elle a une action purgative incontestable. Cette eau, bue à la dose de cinq à six ver-res par jour, détermine des évacuations bien favorables dans les diverses affections de l'appareil digestif et biliaire, et de l'organe splénique, connues dans le vieux langage sous le nom d'obstructions, d'empâtements du bas-ventre. Ni Bagnères de Luchon, ni Barèges, ni Cauterets, ni Saint-Sauveur, ni Bonnes, ne peuvent rivaliser avec Bagnères de Bigorre dans ce genre de propriétés thérapeutiques ; pour que cela pût être, il faudrait que ces localités eussent des sources à eau sa-line, et qu'elles fussent assez fortes pour entraîner l'effet purgatif, et cela n'est pas. Sedlitz et Epsom ne sont célèbres parmi les villes hydro-minérales, que parce qu'elles ont une fontaine où les sels neutres sont dissous en abondance. — De toutes les eaux thermales, les salines sont celles que l'art imite avec le plus de bon-heur ; et cependant, il faut encore convenir que les eaux naturelles de cette espèce ont sur les intestins une action aussi sûre et plus lénitive tout-à-la-fois.

Il n'y a pas longues années que Bagnères s'est enrichie de la découverte de plusieurs *sources ferrugineuses;* la plus fréquentée est celle qui est située au sud-ouest de la ville, dans un ravin que l'on rencontre dans un des sentiers tracés sur le revers du côteau, au pieds duquel le grand établissement est assis. Cette eau, selon l'analyse qu'en a laissé Vauquelin, contient une portion prédominante d'oxide de fer, tenu en dissolution par l'acide carbonique. Il paraît que ce grand chimiste n'avait pas vu toute la vérité. En reconnaissant avec lui qu'il existe des eaux *ferrugineuses carbonatées,* et c'est à cette espèce qu'il rapportait celle dont nous parlons; on a été induit à admettre par suite des progrès de l'analyse chimique qu'il est un acide de source, que Berzelius a désigné sous le nom d'acide *crénique,* qui tient aussi en dissolution le fer dans l'eau; dans ce cas, cette eau minérale est dite *crénatée.* M. Fontan a rangé dernièrement dans cette catégorie l'eau de la source qui nous occupe, et qu'il a étudiée avec tant de soin et d'intelligence.

Comme les eaux minérales de cette classe, celle-ci est puissante contre les anémies, la chlorose, l'atonie et la perversion des facultés digestives. — Nous avons parlé tout-à-l'heure de son association avec l'eau de *Lasserre* et de la *Reine,* pour opérer la résolution des engorgements chroniques des organes abdominaux; on n'obtient toutefois ce résultat, que s'ils dépendent d'une

congestion lente de certains produits secrétés, dés amas
de bile et des matières lymphatiques.

Enfin, il est une source sulfureuse, celle de *Labasserre,* qui, aux qualités physiques des Eaux-Bonnes,
moins une différence dans la température, joint des propriétés médicales analogues ; c'est-à-dire qu'elle est em-
ployée avec succès contre les bronchites chroniques, le
catharre pulmonaire et certains asthmes. Comme les
Eaux-Bonnes, l'eau de *Labasserre* est fatale dans la
pneumonie avec suppuration tuberculeuse, et dans
toute sur-inflammation des organes respiratoires qui se
lie à un état hyperthrophique du cœur ou des gros vaisseaux qui en partent. Elle n'a pas non plus la prétention de combler, par la cicatrisation, des cavernes pul-
monaires, vertu fort problématique, que l'on attribue
à la source chérie de Bordeu, et dont il existe, dit-on,
quelques cas, qui n'ont pas, il est vrai, une grande authenticité. Les Eaux-Bonnes sont à la mode, et cette fois
la mode à raison. L'eau de *Labasserre* grandira en réputation ; mais il faut qu'on appelle sur elle avec opiniâtreté
l'attention du public, et que des observations recueillies
avec soin et conscience viennent attester l'efficacité
de ses effets. — Cette source, située au fond de la vallée ombreuse et pittoresque de Trébons, est en progrès.
Il y a peu d'années elle était affermée 60 fr. seulement ;
aujourd'hui le fermier en donne 600. Un pareil résultat
prouve incontestablement en faveur de son efficacité.
Pour notre part, nous ne saurions trop la recommander.
— Sa température étant seulement de 11° centig., elle
ne saurait baisser assez dans la bouteille où elle est re-

cueillie, pour faire changer les rapports des éléments qui la minéralisent. — Les hydro-sulfureuses à haute température n'ont peut-être pas cet avantage.

Parmi les nombreuses sources dont nous ne parlons pas, dans la crainte de dépasser les bornes de ce travail, et qui sont plus ou moins succédanées de celles que nous venons d'indiquer, c'est une justice de citer entre toutes l'établissement de la *Gutière,* dont les eaux sont, selon l'opinion vulgaire, d'une utilité spéciale contre certaines paralysies, et les rétractions musculaires, et les contractions névralgiques partielles. Il n'est pas de saison thermale où l'on n'ait à citer plusieurs exemples de guérison dans ce genre de maladie. En cela l'expérience médicale est d'accord avec l'empirisme du peuple.

Après ces indications générales sur la valeur thérapeutique des diverses sources thermales et minérales de Bagnères de Bigorre, il y aurait à s'expliquer quant à l'action intime, au mécanisme de leurs effets médicateurs. — Nous devons nous en abstenir : les détails dans lesquels nous serions obligés d'entrer nous jetteraient hors des limites qui nous sont imposées pour le moment. D'ailleurs, ce point le plus essentiel de tous en matière d'eau minérale, ne peut venir qu'après un travail analytique et appréciatif des observations pratiques que nous ferons passer plus tard sous les yeux du lecteur. En attendant, nous allons rapporter dans le paragraphe suivant quelques-uns de ces faits de pratique pure, et cela comme exemples, comme cas typiques des maladies

curables par les ressources thérapeutiques que Bagnères possède en hydrolgie médicale. Le choix que nous
avons fait est de nature à démontrer la diversité des
indications curatives qui peuvent être remplies sans le
secours des moyens pharmaceutiques. — Ainsi donc, l'on
verra que si dans des cas simples, mais bien détermi-
nés, il suffit d'avoir recours à une source unique, que
l'emploi en soit fait à l'extérieur comme l'intérieur ; dans
un plus grand nombre de circonstances pathologiques,
il est utile, il est heureux en même temps de pouvoir
associer, de pouvoir combiner plusieurs sortes d'eau
minérale : d'un côté, on remplit une indication spéciale
par un moyen direct, pour ne pas dire spécifique ; d'un
autre côté, plusieurs indications se présentent à la fois ;
il est permis d'y satisfaire par des eaux thermales, diverses par leurs propriétés. De telle sorte, que la possibilité où le médecin se trouve de varier à volonté les actions thérapeutiques, fait qu'il se rencontre peu de maladies chroniques qu'on ne puisse attaquer avec avantage
dans leurs éléments principaux, que ce soit l'un après
l'autre ou simultanément. — Cette méthode curative est
usitée à Bagnères ; elle ressort de la nature même des
choses. Elle est précieuse. Quand elle sera mieux appré-
ciée, on y aura recours avec plus de hardiesse. Il me
semble qu'elle renferme des ressources infinies pour la
pratique médicale. — Une maladie dont le diagnostic
est obscur, une maladie dont la marche est lente et
changeante, dans laquelle les indications varient fré-
quemment, et qui ne peut ni ne doit être abordée qu'a-
vec prudence, qu'en tatonnant ; une pareille maladie,
comme il s'en présente tant à Bagnères chaque année,

pourra sans inconvénient subir l'épreuve des eaux, si elle est faite avec circonspection.

A ce point de vue, on découvre un nouvel ordre de choses en thérapeutique. Les médecins-inspecteurs pourraient seuls l'agrandir, si, plus éclairés sur la portée de leur mission, ils cessaient de se laisser dominer par l'esprit de partialité qui les anime, à l'exclusion des intérêts généraux de l'art. Au lieu de cette lutte étroite et égoïste dans laquelle s'agitent de petites questions médicales où se cachent des vues d'intérêt matériel, on verrait mettre en avant des problèmes de haute volée, qui ont pour objet les progrès et la dignité de la science, et définitivement le bien-être de tous.

§ III.

Observations pratiques cardinales.

Ce n'est pas sans raison que nous avons annoncé que le médecin trouvait à Bagnères le moyen de satisfaire à toutes les indications thérapeutiques dans les cas de maladie chronique ; cette assertion résulte rigoureusement des guérisons qui se trouvent consignées dans les livres de la science. Que l'on compulse ces recueils d'observations ; l'on en voit la preuve à chaque page et pour chaque cas : on ne s'étonne plus alors que du nombre et de la diversité. C'est que toutes les nuances pathologiques, exprimées comme genre, comme espèce ou comme variété, ont passé en traitement par l'usage des eaux de cette cité thermale. Dans cette immensité de faits, dont il était plus facile de faire un classement nosologique qu'un choix, il a fallu pourtant en choisir quelques uns qui correspondissent nettement à l'efficacité réelle de chaque source et dont l'application fût facile pour les analogues qui pourraient se présenter. Cette efficacité recevant ainsi toute l'évidence possible, l'observation pratique devient par là essentiellement cardinale, c'est-à-dire centre autour duquel viennent se grouper mille cas plus ou moins semblables, et curables par les mêmes moyens. Des citations nombreuses étaient par conséquent inutiles. — Fidèle à ce que nous avons dit, nous nous dispensons d'accompagner celles que nous allons faire, de commentaires; laissant au lecteur le soin d'induire et d'interpréter selon ses idées.

1ʳᵉ Obs. — *Ictère noir, c'est-à-dire congestion hépatique.*

Un homme mélancolique, robuste, était sujet à un flux hémorrhoïdal, dont la suppression lui causa l'ictère noir; il en fut délivré par la boisson des eaux de *Lasserre*, qui débarrassèrent les intestins d'une grande quantité de matières noires, non sans lui faire éprouver de l'abattement dans les forces, de la douleur et de la fièvre. (Bordeu; *mal. chron.*)

2° Obs. — *Engorgement du foie, entretenu par des calculs biliaires.*

L., âgé de 33 ans, adonné à l'étude de la jurisprudence, d'un tempérament bilieux très-prononcé, maigre, mélancolique, ayant eu pendant sa vie plusieurs fièvres bilieuses, et souvent de légères indigestions, vint à Bagnères, en 1823, pour sa santé, que quatre ans de traitements divers n'avait pu rétablir. Il était

Gutière, les douchés à *Cazaux,* et par intervalle quelques verres d'eau de *Lasserre.* Le résultat de ce traitement fut si favorable que le comte obtint l'embonpoint naturel de l'extrémité inférieure qui avait été paralysée, et la force nécessaire pour s'en servir comme de l'autre ; quant au bras, il acquit plus promptement son volume.

(Dr GANDERAX ; *ouvr. cit.*)

12° Obs. — *Névralgie gastro-hépatique, avec altération de plusieurs autres systèmes d'organes ; psoriasis.*

Madame D. L., de Paris, âgée de 38 ans, d'un tempérament lymphatico-nerveux et d'une santé délicate, donnant tout son temps et ses soins à ses enfants, quoiqu'elle fût en jouissance d'une grande fortune, était atteinte depuis long-temps d'une *névralgie gastro-hépatique*, sans jaunisse. La portion inférieure du foie était rénittante et plus développée que dans l'état normal. Indépendamment de cette affection, il existait : 1° une phlegmasie chronique des organes sexuels, qui s'étendait jusqu'au col de l'utérus, d'où il résultait un écoulement puriforme et quelquefois fétide ; 2° un *psoriasis*, un prurit incommode des parties extérieures de la génération, des efflorescences herpétiques au cuir chevelu et au front. — Ces divers accidents pathologiques se sont manifestés à des époques différentes. — Les eaux de Luchon parurent indiquées ; la malade en fit usage pendant une saison, mais ce fut sans succès. Elle y contracta un entérite grave, qui s'accompagna de phénomènes qui compromirent ses jours. — De retour à Paris, elle fut traitée infructueusement par les médecins les plus renommés de cette ville.

En 1836, cette malade se rendit à Bagnères dans l'état que nous venons de faire connaître. — Elle fut mise à la boisson des eaux de *Salut*, à la dose d'un verre par jour, coupé avec du sirop de gomme. — Après la première semaine, elle porta la dose à deux par jour et bue pure. Dans le même temps, elle prenait les bains du *Foulon*, où elle passait une heure et demie. Frictions sur l'hypocondre droit et sur l'épaule correspondante, avec une pommade d'hydrochlorate de morphine mêlée à l'axonge ; petit-lait pur, édulcoré plus tard avec le sirop d'écorce d'orange amère. — Le traitement dura cinquante-deux jours ; il fut suspendu à deux époques différentes. — Il fut administré trente-huit bains. — L'affection du foie s'améliora sensiblement ; les organes digestifs furent rétablis dans leur état normal. La malade se retira de Bagnères dans un état de fraîcheur et d'embonpoint tout-à-fait satisfaisant.

(Dr GANDERAX ; *saison de* 1836.)

13°. OBS. - *Plaie des tendons ; dartre pustuleuse.*

Jean Rousseau, trompette au 15e de chasseurs à cheval, avait reçu depuis six mois, sur la main droite, un coup de sabre qui avait divisé les tendons des muscles extenseurs du pouce ; les autres doigts étaient crochus, et le membre entier couvert d'une dartre pustulo-croûteuse, était comme flétri par le marasme. — Les plaies de son pouce se sont cicatrisées au moyen de quelques douches prises à la *Fontaine-Nouvelle*. Les stimulants amers sous forme de sucs, et les bains du *Foulon* ont produit un tel effet, que la veille de son départ, ce militaire, libre de toute éruption dartreuse, exécutait presque entièrement les différents mouvements dont il avait perdu l'usage à la suite d'un long repos, nécessité par les souffrances les plus vives.

(Dr SARABEYROUSE ; *Obs. sur les eaux de Bagnères de Bigorre.*)

14° OBS.- *Plaie par arme à feu.*

M. *d'Uzer (Auguste)*, capitaine, aujourd'hui lieutenant-colonel, fut atteint à la bataille de Waterloo par un biscaïen qui lui perça de part en part, et d'une manière oblique, la cuisse gauche, vers les trois-quarts inférieurs, en intéressant la face externe du fémur. On imagine toute la gravité des accidents que dut éprouver ce militaire par suite d'une blessure aussi dangereuse, dans une partie pourvue de tendons et de gros vaisseaux violemment contus ou déchirés. Il était dans un si piteux état lorsqu'il se rendit à Tarbes, chef-lieu du département, dans le but d'obtenir sa retraite, qu'il fut porté, dans le tableau qui contenait les motifs de sa demande, comme ayant un membre *de moins.* Le malade ne pouvait se remuer qu'à l'aide de deux potences, en soutenant la jambe du membre blessé dans une flexion continuelle, au moyen d'une large bande qu'il assujétissait en la passant autour de son cou. Il y avait cinq ans que M. *d'Uzer* avait inutilement tenté tous les moyens de guérison usités, lorsqu'il commença de prendre des douches à la *Fontaine-Nouvelle,* où il était obligé de se faire porter. Après quelques jours de leur usage, à la sortie de quelques lamelles osseuses, il put porter à terre et y appuyer la pointe de son pied. La continuation du même remède pendant six mois, amena la cicatrice des deux ouvertures faites par le biscaïen ; et après avoir usé des eaux de la même fontaine pendant trois autres mois, pour faciliter le jeu de l'articulation tibio-fémorale, et surmonter la rétraction des muscles fléchisseurs de la jambe sur la cuisse, M. *d'Uzer* abandonna sa *béquille,* et prouva de plus fort par la cure étonnante et solennelle dont il avait été le sujet, que Bagnères a une source qui possède des vertus détersives et cicatrisantes à un degré qui ne laisse rien à désirer.

(Dr SARABEYROUSE ; *ouvr. cit.*)

Après ces citations, s'il se trouvait, je ne dis pas des gens du monde, mais des médecins qui ne voulussent pas voir là des preuves convaincantes des diverses propriétés curatives des eaux minérales et thermales de Bagnères de Bigorre, et qu'il leur en fallût d'autres, il nous suffirait de les renvoyer aux auteurs qui, à des époques différentes, se sont occupés sérieusement à composer des collections nombreuses de faits : nous nommons avant nous, et en première ligne, Th. Bordeu ; plus tard, et de nos jours, les docteurs Ganderax et Sarabeyrouse.

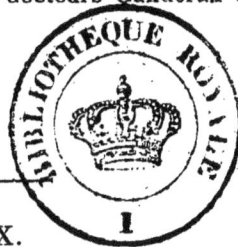

BORDEAUX.

IMP. DE JULES TEYCHENEY, FOSSÉS DE L'INTENDANCE, 56.

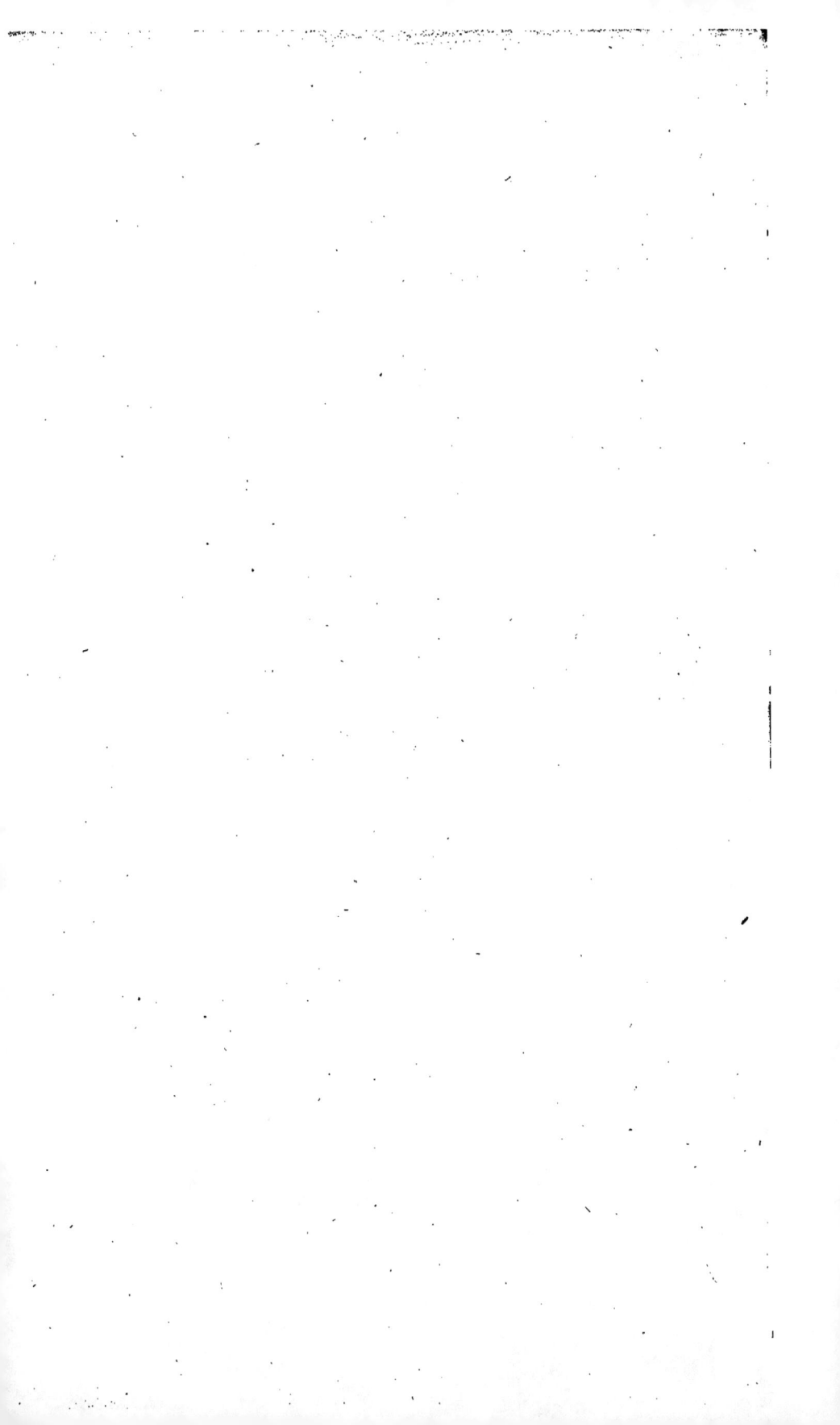

www.ingramcontent.com/pod-product-compliance
Lightning Source LLC
Chambersburg PA
CBHW071351200326

41520CB00013B/3181